MÉMOIRE COURONNÉ

PAR LA SOCIÉTÉ

DES SCIENCES MÉDICALES

DU

DÉPARTEMENT DE LA MOSELLE

(Séance solennelle du 10 mai 1859);

Par le Docteur Léon BONNETAT,

Médecin de l'Hôtel-Dieu et du dépôt de sûreté de Grisolles (Tarn-et-Garonne), médecin cantonnal, médecin de la Compagnie des chemins de fer du Midi et du Canal latéral à la Garonne, membre correspondant et lauréat de plusieurs Sociétés médicales.

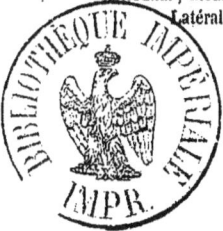

Naturam morborum curationes ostendunt.

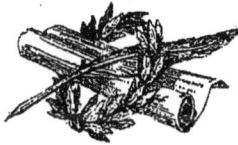

TOULOUSE,
IMPRIMERIE ET LIBRAIRIE D'ÉMILE RATIER,
Rue Saint-Rome, 25.

1859.

QUESTION DU CONCOURS.

Comparer les différents modes de traitement du rhumatisme articulaire aigu et déterminer, par des faits cliniques, celui qui doit être généralement préféré.

INTRODUCTION.

—

Parmi les modes morbides qui composent le cadre nosologique humain, il en est qui font le tourment et le désespoir du médecin, tandis que d'autres, au contraire, sont le triomphe le plus éclatant de l'art de guérir.

Au nombre des affections inconnues dans leur essence et mystérieuses dans leur nature, le rhumatisme articulaire mérite bien d'occuper une place; aussi ne faut-il pas s'étonner de la divergence d'opinions de tous les médecins à l'endroit de cette maladie; peu éclairés sur la pathogénie, ils n'ont pu montrer que de l'incertitude, quand il s'est agi de formuler un traitement rationnel. Chacun a eu sa formule et sa méthode plus ou moins exclusive, mais aucun n'a atteint tout-à-fait le but, aucun n'a trouvé l'inconnu de ce problème médical. L'un veut tout juguler à coup de lancettes; l'autre, méprisant ce redoutable moyen, préconise la vésication; ici, on vante le sulfate de quinine; là, la teinture de colchique ou le nitrate de potasse; or, ce qu'il y a de plus blâmable, ce n'est pas l'idée qu'on émet ou la méthode qu'on offre, mais la ténacité outrecuidante avec laquelle on soutient son opinion, sans entrer jamais dans la manière de voir de son compétiteur. C'est à cet exclusivisme, né de l'amour-propre et du désir de faire école que la médecine, et surtout la thérapeutique, peuvent attribuer leur lenteur dans la marche du progrès scientifique!...

La question du concours devait donc offrir à tous égards un très-grand intérêt, et la Société médicale de la Moselle, en ouvrant ce tournoi scientifique entre tous les médecins, avait comme nous la pensée que le rhumatisme articulaire était, en réalité, une affection obscure dans son origine et incomprise généralement dans le mode du traitement.

Et cependant, si cette maladie n'est pas toujours mortelle, y a-t-il une douleur plus atroce que la douleur articulaire? existe-t-il une affection plus commune et plus répandue que le rhumatisme? Un refroidissement, un froid trop longtemps prolongé, une perturbation dans l'atmosphère, tout peut la produire et l'engendrer, et quand ces causes météréologiques et extérieures n'existent pas, l'homme la retrouve souvent à l'état latent dans son économie comme un triste héritage légué par ses parents.

Pour embrasser toute la question du concours, nous adopterons dans notre travail la division suivante :

1° Quelques mots sur la nature du rhumatisme;

2° Comparaison et discussion des diverses méthodes de traitement connues jusqu'à ce jour;

3° Exposition de la vraie méthode naturelle et analytique qu'on doit généralement préférer.

I.

Avant d'aborder la question du traitement du rhumatisme, avant d'oser discuter les diverses méthodes thérapeutiques connues, il faudrait, ce semble, pénétrer la cause intime de ce mode morbide, en déterminer la nature, et alors la médication découlerait d'elle-même de la notion du fait et ne serait plus un problème, d'après cet aphorisme d'un médecin de l'antiquité : « *Qui sufficit ad cognoscendum sufficit ad curandum.* »

Mais qui peut se vanter de connaître l'essence des choses? Si fière et si indépendante que soit la raison de l'homme, il lui faut s'humilier devant le grain de sable qui borne ses vues et arrête son essor.

Dans le domaine scientifique, il y a toujours un coin obscur où s'ensevelit le dernier secret de la nature; Dieu a voulu ainsi livrer le monde à la discussion et à la contradiction des savants. Il est donc impossible de connaître la nature du rhumatisme même, quant au tissu intime qui en est le siége; mais si le principe causal est indéterminable, nous pouvons toujours soumettre l'affection rhumatismale à notre discussion pour tous les faits qui ressortent de l'observation. Ainsi, en posant cette question : Qu'est-ce que le rhumathisme? On veut savoir par là si l'affection rhumatismale est une inflammation franche ou spéciale, si elle est une névrose ou non.

Depuis longtemps cette question a occupé toutes les pathologistes modernes, et malheureusement encore l'unité doctrinale est loin d'avoir été constituée à cet égard.

Les opinions les plus contradictoires ont été défendues par les hommes qui font le plus autorité en médecine. Sous chaque drapeau, nous voyons les princes de la science soutenir des doctrines différentes avec la même éloquence et le même enthousiasme.

D'où vient cette séparation regrettable? à quoi peut-on attribuer une pareille divergence d'opinions à l'endroit du rhumatisme? Selon nous, ce mal, car cela en est un, provient, comme nous l'avons déjà dit, du trop grand désir de dominer ou d'inventer; de tout temps, dans les sciences comme dans les lettres, les plus grands génies ont erré, parce qu'au fond de toute question, ils n'ont jamais vu qu'eux-mêmes; oui, rien qu'eux.

Erreur déplorable, ou plutôt orgueil malheureux qui nous a valu en France de trop nombreuses défections.

C'est ainsi que dans la question pathologique qui nous occupe, nous voyons un professeur célèbre de la Faculté de Paris rejeter tout-à-fait la spécificité du rhumatisme et proclamer que cette maladie est essentiellement inflammatoire, rien qu'inflammatoire, qu'elle est même le type de l'inflammation au même titre que la pneumonie et la pleurésie.

Dans un autre camp, c'est M. Grisolle qui, aussi exclusif que son honorable collègue, refuse de voir dans le rhumatisme l'inflammation à titre d'élément et ne veut l'accepter que comme complication.

A côté de ces deux grands médecins, mais plus absolu peut-être, M. Réveillé-Parise, fort du concours qu'il trouve dans les opinions de quelques médecins de France, d'Angleterre et d'Amérique, proclame que le rhumatisme est une névrose et ne saurait être autre chose.

Qui ne voit que la vérité ne saurait se trouver dans la manifestation d'opinions aussi exclusives? Pour tout médecin qui réfléchit et qui cherche chaque jour dans sa clinique de ville ou de campagne les conséquences rationnelles des faits observés, il est évident que le rhumatisme n'est exclusivement, ni une inflammation, ni une fluxion, ni une névrose, mais qu'il participe des uns et des autres.

En faveur de l'inflammation, nous trouvons des éléments de conviction, soit dans la marche, soit dans les symptômes, soit aussi dans les lésions anatomiques. Que voit-on, en effet, dans une inflammation ordinaire? Rougeur, chaleur, gonflement, développement des vaisseaux capillaires; mais tout cela n'existe-t-il pas autour d'une articulation rhumatisée? et si on a recours à la phlébotomie, l'aspect du sang ne vient-il pas encore rendre témoignage? Le caillot sanguin est dur et consistant, recouvert d'une couenne épaisse, avec augmentation considérable de fibrine.

Certains médecins prétendent même qu'à l'autopsie cadavérique, on remarque quelquefois des épanchements séreux et des exsudations membraneuses.

Il est donc évident que l'élément inflammatoire joue son rôle dans le rhumatisme articulaire aigu. Mais nous ne le voulons point seul, parce qu'il serait incapable de rendre raison de tous les phénomènes inexplicables et bizarres qu'on remarque dans cette maladie complexe.

L'élément nerveux doit aussi y avoir sa part et même sa large part. Comment, en effet, se rendre compte sans cela de l'extrême mobilité de l'affection rhumatismale. Aujourd'hui, c'est l'épaule; demain, le bras ou le poignet; quelques instants après, rien... Le principe rhumatismal, par une métastase inexplicable, a gagné le cœur, le poumon et quelquefois la tête... Oh! alors, pauvre rhumatisant!...

L'instantanéité du début n'est-elle pas aussi un caractère qui lui donne quelques traits de ressemblance avec les affections nerveuses; la rapidité avec laquelle cette affection disparaît et revient n'est pas moins suprenante et ne serait pas moins difficile à expliquer, si on n'admettait que le rhumatisme est aussi une névrose. Ce caractère nous a valu une belle page de la femme la plus spirituelle de son siècle. C'est par cette charmante description que nous voulons clore ce premier chapitre. « Devinez, écrit Mme de Sévigné à sa fille, ce que c'est que la chose du monde qui s'en va le plus vite et qui s'en va le plus lentement; qui vous fait approcher le plus près de la convalescence et qui vous en retire le plus loin; qui vous fait toucher l'état du monde le plus agréable et qui vous empêche le plus d'en jouir; qui vous donne les plus belles espérances et qui en éloigne le plus l'effet; ne sauriez-vous le diviner?... Eh bien! c'est un *rhumatisme*. »

II.

Si la question doctrinale du rhumatisme a donné naissance à mille théories diverses, la thérapeutique de cette affection rebelle n'a pas été moins féconde en formules et en méthodes plus ou moins rationnelles.

On pourrait faire, dit M. Réveillé-Parise, une pharmacopée tout entière des médicaments employés et proposés pour le rhumatisme.

Nous n'essaierons donc pas de parler de tout ce qui a été dit ou écrit à ce sujet; ce serait se créer un programme sans limites et dépasser le cadre de la question du concours. Nous ne ferons entrer dans la discussion que les méthodes dites générales et pouvant servir de base de traitement.

A ce point de vue, le premier mode de traitement qui apparaît en première ligne est la méthode antiphlogistique défendue par M. le professeur Bouillaud. Elle consiste *dans des saignées répétées coup sur coup, à des intervalles très-rapprochés et dans une mesure déterminée.* Par ce moyen l'honorable défenseur de la phlébotomie se charge d'arrêter l'affection rhumatismale dans moins d'un septenaire, et non-seulement la méthode est applicable aux sujets forts et vigoureux, mais encore aux sujets anémiques et chloro-anémiques ; seulement, dit-il, chez ces sujets, il faut proportionner les émissions sanguines aux forces de leur constitution.

Ces paroles magistrales d'un homme justement renommé ne manquèrent pas de retentir dans le cœur d'un grand nombre de médecins, et, comme aux jours de Broussais, les prosélytes accoururent en foule sous le drapeau du savant médecin de la Faculté. Pourtant, nous ne craindrons pas de nous inscrire en faux contre cette méthode, quelle que soit la statistique surprenante au moyen de laquelle on a cherché à la défendre et à la protéger.

Pour qu'elle fût vraie et par conséquent acceptable, il faudrait que la nature du rhumatisme ne fût autre chose qu'une inflammation, une hypérhémie générale et rien autre chose; mais nous savons que l'affection rhumatismale est un mode morbide complexe, et que l'inflammation n'y joue son rôle que comme élément et non comme cause unique. La fluxion humorale et l'élément nerveux entrent aussi dans cette composition, et sont loin d'indiquer la saignée et surtout comme la veut M. Bouillaud.

D'autre part, n'est-il pas vrai qu'il existe des constitutions, des tempéraments prédisposés au rhumatisme et qui sont dans un état de débilité telle qu'une seule saignée ruinerait à tout jamais leur santé sans arrêter la maladie?

Les tempéraments, même en apparence très-forts et très-vigoureux, résistent très-mal à ces saignées coup sur coup et trop souvent répétées; on voit même des individus qui, après avoir été pendant vingt ans dans une santé parfaite, deviennent, par suite de ces moyens, chétifs, malingres et sujets à toutes sortes de maladies.

C'est qu'il ne faut pas mesurer l'abondance des saignées sur les forces agissantes du sujet, mais bien sur les forces radicales qui constituent tout l'homme matériel. Touchez à ces forces, et vous le pouvez par des saignées coup sur coup, et vous aurez rompu pour toujours l'unité vitale, sans espoir de jamais la rétablir.

Pour répondre à ces accusations bien méritées, les partisans de la phlébotomie vous disent que bien souvent aussi, ils ont enrayé la maladie et ont empêché des complications organiques presque toujours mortelles du côté de la tête, du poumon ou du cœur. Nous sommes loin de croire à ces résultats que la saine théorie réprouve. Comment oser se promettre de juguler à coup de lancettes l'affection rhumatismale, quand, chez la plupart des rhumatisants, le principe morbide est dû à une diathèse héréditaire ou à une dyscrasie spéciale qui les y prédispose? D'ailleurs, n'est-il pas plus rationnel ou plus médical, si on peut parler ainsi, de laisser à l'affection le temps

de faire son évolution et ses crises? ne sait-on pas qu'il s'opère
une série d'actes médicateurs qui déjouent souvent la science
et opèrent des évacuations qui ramènent le malade à la santé?
La fièvre rhumatismale doit être respectée quand elle est
simple et modérée; c'est à la nature qu'appartient le soin
d'opérer la solution de la maladie : « Que si, par des moyens
malentendus, tels que le tartre stibié à haute dose, les saignées
répétées coup sur coup, vous voulez attaquer directement le
rhumatisme, vous abrégez momentanément la maladie; mais
vous empêchez les actes décurateurs, vous troublez l'attaque
régulière du rhumatisme ou de goutte, et vous vous exposez
à la rendre anomale et dangereuse. A ces traitements inop-
portuns sont dues de graves affections ultérieures de la tête,
du cœur et de l'estomac, soit aiguës, soit chroniques; des
méningites, des endocardites, quelquefois des apoplexies. Ce
n'est qu'en désespoir de cause qu'il faut recourir à ces moyens
perturbateurs * . »

Nous n'ajouterons rien à ces paroles d'un bon médecin
pour démontrer qu'en affaiblissant l'économie par des saignées, on se prépare toutes sortes de complications.

Donc, au point de vue de la doctrine, nous repoussons
ce système de saignées répétées coup sur coup et à des intervalles très-rapprochés; bientôt nous invoquerons les faits
cliniques à l'appui de notre assertion; mais terminons cette
courte réfutation en citant les autorités les plus imposantes
du corps médical.

Et d'abord un grand médecin, Sydenham, l'hippocrate
anglais, avait aussi, dans les premières années de sa pratique, adopté les saignées répétées pour la guérison du rhumatisme; mais les insuccès de cette méthode ne tardè-
rent pas à lui faire abandonner la lancette pour un traitement plus sage. Ecoutez sa réponse à Robert-Brady qui lui
avait demandé son avis à cet égard : « Quant au rhumatisme,

---

* Docteur Bordes-Pagès. — Compte-rendu de la clinique de Montpellier.

dit-il, sur lequel vous m'avez aussi consulté, je me suis souvent affligé avec vous de ce qu'on ne pouvait le guérir sans répandre beaucoup de sang ; d'où il arrive que, non-seulement les forces du malade se trouvent épuisées durant un certain temps, mais encore que, s'il est d'un tempérament un peu faible, il devient, pendant quelques années, sujet à d'autres maladies ; car, par exemple, s'il vient à avoir froid, l'humeur rhumatismale tombe aisément sur les poumons, et d'autres causes encore plus légères suffisent pour occasioner des maladies, à raison de la mauvaise disposition du sang qui a été appauvri par le grand nombre de saignées. »

Telle est la rétractation écrite et solennelle d'un des plus grands médecins, et tout le monde sait combien la personnalité de Thomas Sydenham était recommandable : « Quand je réfléchis sur ce grand homme, dit Boërrhave lui-même, mon esprit semble me représenter la véritable image d'Hippocrate ; je ne parlerai jamais assez magnifiquement des services qu'il a rendus à la république médicale ; son mérite et sa dignité seront toujours au-dessus des éloges. »

A côté de ce grand médecin, Baillou, lui aussi, a protesté contre la méthode des saignées coup sur coup ; il a poussé même son indignation un peu trop loin quand il dit dans un de ses plus beaux ouvrages :

« *Carnificis est*, dit-il, *non autem medici, ità liberaliter et parvà de causà, sanguinem mittere cùm sanguis naturæ thesaurus sit et amicus.* »

2° Après la saignée, la méthode qui vient en seconde ligne est la médication par les vésicatoires. On se souvient encore de la discussion intéressante qui agita assez longtemps l'Académie impériale de Médecine, quand M. Martin-Solon vint lire un rapport sur le travail de M. Dechilly.

Ce dernier ne veut pas qu'on applique un ou deux vésicatoires, mais un peu plus que tout cela ; il veut en couvrir toutes les articulations rhumatisées. Nous avouons sincèrement que les vésicatoires sont quelquefois très-avantageux dans le traitement du rhumatisme articulaire aigu. Avec Boërrhave, Rivière et Cotugno, nous reconnaissons en eux quelque chose de spécifique ; mais l'enthousiasme de M. Dechilly et de tous les partisans de cette méthode les a entraînés trop loin. Pour qu'une idée soit acceptable, il faut qu'elle ne soit pas exclusive ; or, celle-ci, comme la première, pèche aussi par là. Les vésicatoires conviennent-ils à tous ,les tempéraments ? pourront-ils être supportés par tous les rhumatisants ? Si le malade est doué d'une constitution muqueuse, si surtout il est lymphatique, ce moyen pourra réussir ; mais si l'élément nerveux prédomine dans l'affection rhumatismale, les vésicatoires ne feront qu'exaspérer les douleurs articulaires et aggraver ainsi l'état du malade. Cette distinction est importante et mérite la plus grande prudence et la plus grande réserve de la part du médecin. En outre, cette méthode offre le défaut plus grand encore de n'être pas générale, c'est-à-dire de ne s'adresser qu'à la lésion articulaire, sans rien faire pour le principe rhumatismal qui, sous une douleur calmée et dans l'intérieur de l'économie, peut préparer sourdement les plus grandes déceptions et les plus grands malheurs. Donc, cette méthode appliquée au rhumatisme articulaire aigu a besoin d'être modifiée suivant les individus atteints et est incapable d'obtenir seule la guérison complète du rhumatisme.

3° *Les anti-périodiques.* Quand un rhumatisme se rencontre chez un individu sans engendrer la fièvre, le clinicien sait d'avance que le traitement sera plus difficile et que la maladie tend à la chronicité. Pénétrés de ce principe, plusieurs médecins ont cherché dans ce cas à exciter la fièvre comme moyen adjuvant, quelquefois même curatif. Forterghill donnait le quinquina pour imprimer une marche au rhumatisme. Haygard, Gianini et Fordyce ont eu recours au même moyen et dans le même but.

Mais pourquoi a-t-on généralisé cette idée des médecins que nous venons de citer et qui n'ont jamais eu la pensée de présenter le quinquina comme un spécifique contre le rhumatisme?

Ce précieux médicament pourra bien éveiller la fièvre; agitateur nécessaire dans l'affection rhumatismale, il sera surtout d'un succès réel quand la névralgie rhumatismale sera périodique; mais il ne constituera jamais une méthode générale applicable à tous les cas de rhumatisme.

Comme la méthode que nous venons de discuter, le quinquina et la quinine ont leur valeur thérapeutique dans le traitement du rhumatisme; mais ils ne sauraient seuls conjurer tous les éléments de cette maladie complexe.

4° Après le sulfate de quinine, on a préconisé l'opium, et c'est M. le professeur Grisolle qui s'en est fait le défenseur. Après avoir combattu les idées de M. Bouillaud, tant sous le rapport de la doctrine que sous le rapport du traitement, il a dit, en pleine Académie, qu'il ne condamnait pas d'une manière absolue les saignées dans le traitement du rhumatisme, mais qu'il repoussait les saignées exagérées, et qu'il pensait qu'on devait, en général, leur préférer l'emploi de sulfate de quinine et celui de l'opium. Voilà donc l'opium constituant d'après cela une méthode générale dans le traitement du rhumatisme articulaire aigu.

Nous partageons sur plusieurs points les idées du savant professeur de l'École de Paris; mais, pas plus que les saignées, l'opium ne pourra avoir le privilége d'être le remède absolu et unique du rhumatisme. D'un côté, il ne combat en réalité que l'élément nerveux, car c'est à titre d'antispasmodique qu'il a été, je pense, proposé; mais, dans ce cas, l'emploi de cet agent thérapeutique ne convient pas à tous les individus; chez les uns, en effet, il est sédatif et calme admirablement l'exacerbation des douleurs articulaires; mais aussi, chez d'autres, il détermine, dit M. Réveillé-Parise, un narcotisme plus ou moins prononcé, quelquefois une irritation très-vive du système nerveux.

D'ailleurs, ajoute le même auteur, quand l'opium a du succès dans le rhumatisme, c'est presque toujours en déterminant d'abondantes sueurs; en sorte qu'il est douteux s'il ne convien-

drait pas de considérer plutôt ce médicament comme sudorifique
que comme antispasmodique.

Nous avons à peu près discuté toutes les principales méthodes
qu'on a cherché à généraliser dans le traitement du rhumatisme.
Il est encore beaucoup de médicaments qui ne constituent pas
une vraie méthode, mais qui, à titre d'adjuvant, ont bien leur
mérite dans le traitement de cette affection, tels sont : le nitrate
de potasse, le colchique et l'aconit-napel.

M. Martin-Solon a été un des chauds partisans du nitrate de
potasse donné à haute dose, à dose controstimulante. Cette idée
n'a pas été généralement acceptée, et je dirai même que des
médecins du premier mérite n'ont jamais osé l'employer de cette
façon. Et, en effet, nous regardons nous-même ce sel comme
très-avantageux à de petites doses ; il est alors diurétique et peut
participer à l'expulsion de l'agent morbifique et hâter la résolu-
tion de la maladie. Mais, poussé à la dose de plusieurs grammes,
il devient, selon nous, dangereux au même titre que le tartre stibié qui est loin, lui aussi, de pouvoir faire dans le rhumatisme
ce qu'il fait dans la pneumonie, parce que ces deux affections,
ainsi que nous l'avons démontré, ne sont pas de nature identique.

Le *colchique* n'a pas eu son homme qui ait voulu le prendre
assez en faveur pour l'élever à la hauteur des précédents ; néan-
moins, ce médicament est accepté par tous les médecins. Quant
à nous, il nous a été très-utile dans des cas difficiles, et nous
devons dire que généralement il a soulagé promptement nos
malades. Mais son emploi exige de la prudence, et il faut faire
attention de ne pas trop en élever la dose, parce qu'il détermine
très-facilement une irritation sur le tube intestinal.

Quelques pathologistes qui veulent se rendre compte de tout
et qui finissent par ne rien savoir, ont pensé que le colchique gué-
rissait le rhumatisme en enlevant l'excès d'acide urique contenu
dans le sang. Cette opinion, dit encore M. Réveillé-Parise, peut
être reléguée dans le vaste champ de l'hypothèse, où il croît tant
d'erreurs à côté de quelques vérités.

L'extrait d'aconit-napel mérite à peine d'être mentionné ; il est peu employé de nos jours pour la guérison du rhumatisme articulaire aigu. C'est Stoërk qui l'avait vanté autrefois, et qui, par un faux enthousiasme, en avait exagéré les effets. Il ne faut pas cependant tout-à-fait le chasser du vaste champ de la thérapeutique, car ce médecin honorable nous assure avoir obtenu par lui quelque soulagement.

Nous avons dit que certains médicaments n'agissaient dans le rhumatisme qu'en déterminant des sueurs. A côté d'eux, nous pourrions légitimement placer la poudre de Dower dont on fait un grand usage et qui, à la fois, calme et porte à la peau. Quand ce moyen échoue ou qu'il est trop lent à agir, on peut l'exciter au moyen de la décoction des tiges de douce-amère, de salsepareille et surtout de la tisane de Vigarous, dont on fait un grand usage dans les hôpitaux de Montpellier.

Les purgatifs sont aussi quelquefois employés; Solenander préférait même les purgatifs énergiques aux purgatifs doux, qui ne font, dit-il, qu'éveiller les humeurs et les porter sur les articulations, au lieu de les évacuer. Toutefois, dit un bon médecin de la Faculté de Montpellier, ni les purgatifs, ni les sudorifiques ne conviennent au début; ils ne font qu'agiter la matière, ajouter à l'excitation déjà trop forte; ils sont d'un meilleur effet vers la période de détente ou bien dans l'état chronique, quand la nature inactive et indifférente semble.l'oublier elle-même et ne rien faire pour la guérison.

III.

Après avoir discuté une à une toutes les méthodes préconisées de nos jours pour la guérison du rhumatisme, après avoir montré les défauts dont elles sont entachées, il semble qu'il ne nous reste plus rien à offrir pour le traitement de cette affection. Loin de là, à l'exemple d'un grand philosophe, nous ramasserons un à un chaque débris pour la reconstruction de notre édifice scientifique. Aucune méthode n'est bonne, si elle est exclusive; toutes, au contraire, ont une valeur relative quand on ne veut pas trop les généraliser et surtout les décorer du titre de *spécifique*.

Selon nous, la méthode qu'on doit généralement préférer dans le traitement du rhumatisme articulaire aigu est la méthode naturelle analytique, parce qu'elle embrasse tout le problème et peut s'appliquer à tous les malades. Mais, comme on le sait, cette double méthode est essentiellement liée à la sublime doctrine des éléments dont Barthez est l'inventeur et dont M. Lordat, à Montpellier, est le digne continuateur.

Faisons donc l'application de cette doctrine et de cette méthode à la connaissance et au traitement de l'affection rhumatismale.

Soit un rhumatisant qui s'offre à votre clinique, qu'y a-t-il à faire ? Par l'analyse, on décompose d'abord l'affection rhumatismale compliquée de plusieurs éléments, on détermine ces éléments et on les classe selon leur prédominance et leur influence. Après cela, on examine la fièvre, et c'est le génie de cette fièvre concomittante qui doit servir de base de traitement.

La fièvre concomittante du rhumatisme aigu peut être simple, et alors c'est la nature qui fait seule les frais de la guérison ; la fièvre rhumatismale peut être imflammatoire ; elle est le partage des tempéraments sanguins, des jeunes gens et des adultes, et généralement des habitants des lieux élevés, des pays froids et secs, des montagnes ; les symptômes et les caractères de cette spécialité de rhumatisme sont facilement observables, soit dans l'état général, soit dans les articulations où le gonflement est marqué et où la peau présente une légère teinte rosée. Dans ce cas, le traitement doit être antiphlogistique : saignées au début, répétées une fois, deux fois même s'il le faut, mais jamais coup sur coup et à des intervalles trop rapprochés, comme nous avons dit plus haut.

Après la saignée qui s'adresse à l'affection, on combat les douleurs articulaires au moyen de liniments appropriés et sur lesquels tous les praticiens sont d'accord : boissons diurétiques (chiendent nitré) et même quelquefois avec succès quelques gouttes de teinture de colchique, diète absolue, surtout de vin, parce que le vin est le véhicule de toutes les fluxions.

Voilà pour le rhumatisme inflammatoire sans complication.

La fièvre concomittante du rhumatisme, au lieu d'être inflammatoire, peut être bilieuse; cette constitution médicale s'observera principalement dans les pays chauds, et le rhumatisant présentera les caractères suivants : céphalalgie principalement à la région sus-orbitaire, sclérotique jaune, langue large, saburrale et un peu souple, bouche amère, envie de vomir; dans ce cas, à l'exemple des pathologistes absolus pour le triomphe de leur méthode, irez-vous saigner votre malade? Assurément non.....
Vous vous attacherez d'abord à combattre l'élément bilieux.

Toutefois, il ne faut pas croire qu'une entité pathologique rhumatismale ou autre se présente à l'analyse du clinicien toujours à l'état simple. Il y a souvent dans le même mode morbide combinaison des deux éléments que nous venons de signaler. Mais alors qu'y a-t-il à faire? Combattre d'abord l'inflammation par la saignée et l'élément bilieux par un éméto-cathartique ou un simple vomitif. La lésion articulaire, qui n'est qu'une manifestation très-constante si l'on veut de l'affection, ne doit préoccuper le praticien que secondairement.

Le rhumatisme peut exister avec la fièvre muqueuse, et alors, comme le fait observer un professeur agrégé de la Faculté de Montpellier, les symptômes des fluxions articulaires sont un peu moins prononcés que dans d'autres espèces de rhumatisme; la douleur est moins vive, la rougeur nulle et il y a plus de tendance à la fixité.

Le rhumatisme peut avoir pour fièvre concomittante la fièvre putride ou maligne, ou catarrhale, ou intermittente; dans toutes ces espèces de rhumatisme, il y a deux indications à remplir : la première, c'est la fièvre concomittante qui l'enseigne; la seconde, est fournie par l'affection rhumatismale elle-même. Il peut y avoir et il y a aussi bien souvent des complications qui varient suivant les malades et qu'on doit combattre sans jamais perdre de vue le principal traitement.

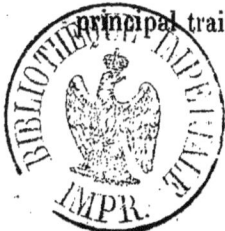

Telle est notre manière de voir et telle est la méthode générale que nous croyons devoir être préférée.

Les médecins de l'antiquité, qui resteront toujours les maîtres de l'art, ont laissé cette doctrine comme un précieux héritage, et nos maîtres, qui en ont accepté la succession pour le bonheur de l'humanité, nous l'ont transmise dans leurs ouvrages et dans leurs leçons avec la plus grande fidélité.

Venons maintenant aux faits cliniques qui démontreront plus impérieusement encore la vérité des doctrines que nous venons d'exposer.

PREMIÈRE OBSERVATION. — Germain R., de Grisolles (Tarn-et-Garonne), est doué d'une constitution vigoureuse avec tempérament sanguin très-prononcé; c'est un ancien roulier, qui a été exposé toute sa vie à toutes les intempéries des saisons; il est aujourdhui âgé de 60 ans et vit tranquille; l'hiver de 1858, vers le mois de décembre, il me fit appeler pour un rhumatisme articulaire aigu avec fièvre inflammatoire.

Immédiatement saignée modérée, à cause de l'âge du malade, décoction de chiendent nitré, frictions calmantes sur les articulations douloureuses.

Le lendemain de cette première visite, je trouvai mon malade un peu plus calme. Traitement, *ut suprà*, moins la saignée et en plus un julep diacodé pour la nuit. Pendant deux jours, je laissai mon malade sans autre médicament; comme il n'y avait aucune complication, je laissai à la nature le soin de faire son œuvre. Toutefois, le cinquième jour, le malade se plaint davantage; il y a exacerbation dans la douleur et envie de vomir : eau de Sedlitz, sangsues sur les articulaires les plus douloureuses.

Le malade se trouva mieux, et le surlendemain j'ordonnai trois mouches de Milan sur les piqûres des sangsues; l'effet en fut merveileux, le malade ressentit bien encore quelque temps ses douleurs au poignet surtout; mais la guérison pourtant ne tarda pas à se confirmer. Pendant l'hiver que nous venons de traverser, malgré les variations brusques de la température, le rhumatisme ne s'est pas reproduit.

DEUXIÈME OBSERVATION. — Jean Valès, cantonnier au chemin de fer du Midi, est âgé de 41 ans; il a toujours été très-robuste; il est d'un tempérament nervoso-sanguin. Sa profession l'expose tous les jours à la pluie, à l'humidité et d'autres fois à une chaleur très-intense, sans abri pour en tempérer l'ardeur.

Le 4 janvier 1858, je fus appelé en toute hâte auprès de lui; toutes ses articulations étaint prises, son pouls très-agité, 95 pulsations; vu son état pléthorique, je pratique une saignée de 500 grammes; frictions avec huile de camomille 60 grammes, camphre et laudanum, partie égale, 4 grammes, tisane de chiendent nitré, potion calmante pour le soir.

Le 5 au matin, je revois mon malade; il n'allait pas mieux: même force dans les douleurs, insomnie et cris répétés du malade.

Je pratique une seconde saignée; l'aspect couenneux du sang que j'avais tiré la première fois ne me permettait pas d'hésiter. Le reste du traitement comme la veille.

Le 6 à ma visite, je constatai une légère amélioration; toutefois, le malade se plaignait vivement encore, *ut suprà,* moins la saignée.

Le 7, même état, même traitement, sauf quelques gouttes de teinture de colchique que je fis ajouter à la tisane.

Le 8, idem.

Le 9, idem.

Le 10, le malade est plus mal; un accès de fièvre intermittente, type quotidien, a tout réveillé: 8 décigrammes de sulfate de quinine en 8 pilules.

Le 11, l'accès est retardé et moins fort, même traitement, mêmes pilules.

Le 12, le malade a passé une bonne nuit, les douleurs ont été moins fortes; même traitement, moins la quinine devenue inutile.

Le 13, application de vésicatoire volant sur les articulations malades. A partir de ce moment, je ne revis le rhumatisant que tous les deux ou trois jours ; la convalescence dura près d'un mois ; elle eût même duré davantage, si le cantonnier n'avait pas craint de perdre son emploi.

TROISIÈME OBSERVATION. — Marie Quézet, de Grisolles (Tarn-et-Garonne), est âgée de 45 ans et présente tous les attributs d'un tempérament lymphatique ; elle est pauvre, et c'est à l'hôpital qu'elle a reçu mes soins. A ma première visite, je constate un rhumatisme articulaire avec fièvre muqueuse; pâleur et bouffissure du visage, haleine fétide, langue blanche, peau chaude et sèche, pouls fréquent, mais mou, sans force expansive, légère diarrhée séreuse, urines troubles et blanchâtres. A ma première visite, le 14 janvier 1859, je cherchai à calmer la douleur avec des frictions narcotico-ammoniacales, et je prescrivis pour le soir un julep calmant. Le lendemain, la malade n'allait pas plus mal, mais elle n'allait pas mieux.

La constitution peu forte écarta de notre pensée l'idée de la saignée ; cependant la fièvre était forte, et la malade était dans une grande anxiété ; je prescrivis à l'intérieur une potion avec la cyanure de potassium, la digitale et le sirop pectoral de Maloët; je favorisai la sueur au moyen de boissons chaudes émollientes et toujours nitrées. Ces moyens obtinrent un succès complet; ils avait agi comme sédatifs de la vie du sang, avaient modéré l'agitation fébrile et avaient ainsi presque remplacé les saignées.

Ce traitement fut continué pendant quelques jours, après quoi nous appliquâmes des vésicatoires volants morphinés sur les articulations malades. Quelques jours après, la malade sortit presque entièrement guérie.

QUATRIÈME OBSERVATION. — Ed. X.... est doué d'un tempérament sanguin très-prononcé et est âgé de 50 ans. Depuis longtemps il est atteint, tous les hivers, d'un asthme qui devient quelquefois suffoquant. A cela près, sa santé est bonne. L'hiver dernier, 25 janvier 1859, je fus appelé auprès de lui pour lui

donner mes soins ; ce n'était plus l'asthme qu'il s'agissait de guérir ou du moins de soulager, mais un rhumatisme articulaire
formé de toutes pièces ; les articulations des épaules, des poignets
et des genoux étaient complétement prises, immédiatement saignée de 500 grammes, décoction de chiendent nitré, diète absolue.

Le 26, le malade se trouve un peu soulagé, mais les articula-
tiont sont toujours tuméfiées et douloureuses ; même traitement,
à l'exception de la saignée.

Le 27, frictions avec liniment camphré et laudanisé, teinture
de colchique 12 goutes dans une tisane de chiendent. Potion calmante pour le soir.

Le 28, même état, même traitement.

Le 29, le malade est plus mal ; un accès de fièvre intermittente a aggravé son état; immédiatement je prescris l'antipério-
dique pour être donné de suite après l'accès : 1 gramme de sulfate de quinine dans 4 paquets, 1 paquet tous les quarts d'heure
dans du café. Il ne faut pas s'étonner de voir dans la plupart de
mes observations des complications de cette nature : la ville de
Grisolles est située entre la Garonne et le Canal Latéral, et il
n'est pas une maladie par suite que l'élément paludéen ne vienne
compliquer.

Le 30, amélioration sensible, la fièvre est modérée, mais les
douleurs articulaires, quoique moins intenses, persistent toujours, vésicatoires morphinés et volants sur les articulations.

Le 31, même traitement.

Le 1er février, des douleurs nouvelles se sont déclarées chez
notre malade, non plus aux articulations, mais aux jambes dans
toute la longueur des tibias.

J'interrogeai de nouveau mon malade, et le commémoratif
vint justifier mes soupçons; un vice d'une autre nature enchaînait la maladie et la dominait. J'ordonne iodure de potassium
en solution, 3 grammes dans 250 grammes d'eau avec addition
de sirop diacodé 15 grammes.

Pendant quelques jours, le malade, quoique reprenant son
appétit, souffrait encore ; mais peu à peu tout disparut sous

l'influence de cette médication. Aujourd'hui le malade est parfaitement rétabli.

CINQUIÈME OBSERVATION.— Sébastien R...., employé au Chemin de fer du Midi, est âgé de 35 ans et présente tous les attributs d'un tempérament bilioso-sanguin. Exposé, comme Valès, par sa profession, au froid et à l'humidité, il ressentit pendant l'hiver 1858 quelques douleurs erratiques dans quelques articulations; comme il n'avait pas de fièvre et que la maladie ne fut pas assez fortes pour l'éloigner de ses occupations, il n'appela pas de médecin; mais le 27 février 1859, il fut pris de douleurs très-fortes dans toutes les articulations qui lui arrachaient des cris déchirants. Saignée de 500 grammes, frictions narcotico-ammoniacales sur les points tuméfiés et douloureux, chiendent nitré; potion calmante pour la nuit.

Le 28, je revois mon malade, même état, même traitement, en plus eau de Sedlitz pour combattre l'état gastrique.

Le 1er mars, persistance des douleurs articulaires, mais l'état général est plus satisfaisant, le pouls moins fébrile tend à se régulariser.

Le 2, à peu près même état, même traitement.

Le 3, le malade est pris d'accès de fièvre intermittente qui réveille toute la scène morbide. Sulfate de quinine 1 gramme en 4 paquets, le reste, *ut suprà*.

Le 4, le malade est mieux, mais les articulations sont encore douloureuses, surtout aux poignets : vésicatoires volants morphinés, teinture de colchique, chiendent nitré.

Le 5, même état, même traitement.

Le 6, idem.

Le 7, idem.

Le 8, le malade, lorsqu'il croyait toucher au doux moment de la convalescence, souffre plus que jamais; même moyen thérapeutique : diète absolue, potion avec cyanure de potassium 5 centigrammes, poudre de digitale 3 décigrammes comme sédatif de la circulation, poudre Dower 3 décigrammes par jour dans de la tisane.

A partir de ce moment, il y a eu amélioratisn sensible; nous n'avons pas vu plus longtemps le malade, car à la campagne on veut bien le médecin tant que le danger étouffe la voix de l'intérêt; mais, la crise passée, on nous congédie sans pitié, et rarement il nous est donné de voir se terminer complètement la convalescence de la maladie.

Sixième observation.— Jean Pujol, d'une constitution athlétique et d'un tempérament sanguin, est âgé de 27 ans. Le 3 janvier dernier, des douleurs vives aux articulations des poignets, du coude et des genoux le retinrent au lit; à ma première visite, le malade était dans une agitation fébrile très-grande, le pouls battait 90 pulsations. Après l'avoir interrogé, il m'assura qu'il n'y avait jamais eu de rhumatisants dans sa famille, que lui-même n'avait jamais été sérieusement malade. Immédiatement saignée de 500 grammes, diète absolue, tisane de chiendent nitré.

Le 4, même état, même indication de saigner. J'ouvre de nouveau la veine et tire à peu près deux palettes de sang comme la veille, sinapismes aux coude-pieds pour prévenir les accidents du côté de la tête, même tisane nitrée, potion calmante.

Le 5, amélioration sensible; le malade est un peu abattu, mais il souffre moins; il demande des aliments. Bouillon de poulet, chiendent nitré.

Le 6, idem.

Le 7, même état, même traitement.

Le 8, les douleurs sont sourdes et supportables, le pouls presque normal : bouillon, même tisane et application de vésicatoires volants morphinés sur les articulations.

A partir de ce jour, je quittai mon malade qui me congédia poliment, en m'assurant qu'il m'appellerait de nouveau si le rhumatisme reparaissait.

SEPTIÈME OBSERVATION. — Guillaume Audibert, cantonnier au Chemin de fer du Midi, est âgé de 42 ans et d'un tempérament bilioso-sanguin. Le 6 janvier 1859, je fus requis pour lui donner mes soins ; il présentait l'état suivant : langue blanche-jaunâtre, pouls fébrile, douleur sus-orbitaire, affaissement physique général, il se plaint de vives douleurs aux épaules, aux coudes et aux genoux. Eau de Sedlitz avec addition de 15 centigrammes de tartre stibié, chiendent nitré pour boissons, diète absolue.

Le 7, le malade allait sensiblement mieux.

Le 8, presque tous les symptômes de l'affection rhumatismale avaient disparu, c'est à peine s'il sentait encore quelques douleurs sourdes aux articulations malades.

Cette observation bien courte est d'une grande importance au point de vue de la question qui nous occupe. Nous y reviendrons tantôt.

HUITIÈME OBSERVATION. — M. R...., âgé de 50 ans, d'un tempérament bilioso-sanguin, me fit appeler, le 5 février 1859, à Canals, sa résidence. Ce malade, que j'avais soigné un an auparavant d'une pneumonie grave, se plaignait cette fois de douleurs vagues et erratiques sur divers points du corps ; le pouls est fébrile la peau est un peu sèche, et ce qui paraît l'inquiéter le plus, c'est une douleur qu'il ressent à la région précordiale ; le souvenir de son ancienne maladie le préoccupe vivement. J'ausculte avec soin mon malade, et l'auscultation ne me révèle aucun état pathologique dans les organes de la poitrine. La douleur n'était que pleurodynique, et cette donnée, ajoutée aux douleurs vagues des membres, me fit diagnostiquer une affection rhumatismale. Comme les symptômes étaient peu graves, je fis la méthode expectante, je tâchai de produire une diaphorèse au moyen d'infusion chaudes de bourrache et de tilleul.

Frictions sur les articulations qui menaçaient de se rhumatiser, potion calmante pour le soir.

Le lendemain, même état, même traitement, de plus décoction de chiendent nitré.

Le 7, même traitement.

Le 8, les douleurs ont disparu presque complètement; la fièvre persiste pourtant, et le malade se plaint de la tête, j'ordonne : sinapismes aux coude-pieds plusieurs fois dans le même jour, tilleul pour boisson, diète absolue.

Le 9, même état, il y a même un peu de délire: potion avec 10 grammes d'acétate d'ammoniaque, lavement purgatif, le reste, *ut suprà*.

Le 10, la tête est dégagée, le malade se plaint encore du côté. Emplâtre de poix de Bourgogne stibiée, sinapismes, tilleul, bouillon de poulet.

Le 11, le mieux continue; le ventre étant un peu distendu, 2 onces d'huile de ricin, chiendent nitré, bouillon.

Le 12, même état, même traitement.

Le 13, crème de riz et toujours boissons nitrées.

Le 14, je ne vois plus mon malade; il touchait à la convalescence, et dans cet état le médecin de nos pays est inutile. Je le répète plusieurs fois, parce que je m'en plains amèrement, car, selon l'aphorisme d'un ancien : « la convalescence est aussi une maladie. »

CONCLUSION.

Nous aurions pu multiplier nos faits cliniques pour donner plus de force à notre argumentation ; mais mille observations ne font pas plus que dix, alors que celles qu'on offre sont d'une authenticité incontestable. Or, que pouvons-nous conclure de tous ces faits, sinon : 1° Que la saignée coup sur coup est dangereuse ou tout ou moins inutile, puisque le rhumatisme cède à des moyens plus modérés et qui respectent mieux les forces du malade.

La plupart de nos rhumatisants ont été saignés avec succès

et sans accident; cela ne vient-il pas peut-être de la modéra-
tion que nous avons apportée dans l'emploi de ce moyen.

Dans la deuxième observation, nous voyons le cantonnier
Valès saigné deux fois largement; la maladie céda sans doute,
aidée de quelques autres petits moyens; mais la convalescence a été longue, la rechute nous a menacé chaque jour, et
nous déclarons que nous nous serions décidé avec peine à
pratiquer une troisième fois la phlébotomie.

2° Comme deuxième corollaire, nous voyons, par les ob-
vations cinquième et septième, qu'une méthode ne convient pas
à tous les individus ni à toutes les espèces morbides. Tantôt
l'élément inflammatoire s'est associé à l'élément bilieux, et alors
la saignée a dû être suivie d'un purgatif; tantôt l'élément bilieux
enchaînait seul le principe morbide, et dans ce cas un éméto-
cathartique a tout conjuré.

Enfin, dans toutes les observations citées, on voit que nous
avons usé de tous les moyens thérapeutiques dans une mesure
déterminée par le tempérament et l'état du malade.

Le nitrate de potasse, le colchique et les sudorifiques ont joué
tour-à-tour leur rôle dans le traitement de nos rhumatisants à
côté de la saignée et des vésicatoires.

En terminant, comme profession de foi médicale, nous voulons nous expliquer sur le mot *expectation* que nous avons
semblé défendre dans notre travail.

Qu'est-ce que l'action en médecine? et qu'est-ce que l'expectation?

Quand faut-il agir? et quand ne faut-il pas agir? Voilà un
grand problème médical dont la solution ne se trouve que dans
l'expérience et dans une grande attention des faits observés.
Nous aimons bien cet aphorisme hippocratique :

Quò natura vergit eò ducendum est.

Mais nous croyons qu'il n'est pas toujours aussi applicable

dans le traitement du rhumatisme que dans les autres maladies aiguës.

Le rhumatisme n'est pas *in se* essentiellement mortel ; mais
les complications dont il est trop souvent accompagné peuvent
le rendre mortel, et c'est en vue de ces dangers métastatiques
que nous répétons aussi cette maxime à tous les praticiens :

Principiis obsta.

Mais de quelle manière faut-il agir ? Nous l'avons dit dans
plusieurs passages de ce mémoire ; non point par des moyens
violents et trop perturbateurs, mais en saisissant, dès le principe, les indications de l'espèce de rhumatisme qu'il s'agit de
conjurer. Quelquefois on rencontre des malades insoumis, peu
confiants, non-seulement dans les médecins, mais aussi dans la
science elle-même ; alors le devoir du médecin est d'agir quand
même et de s'emparer de la volonté de son client par les insi-
nuations les plus douces, les plus dévouées et les plus amicales.

A ce prix, nous méritons le vrai titre de médecin, et, pour
récompense, le succès vient presque toujours couronner notre
œuvre.

RAPPORT

DE LA COMMISSION CHARGÉE D'EXAMINER

LES TROIS MÉMOIRES

ENVOYÉS EN RÉPONSE A LA QUESTION DE PRIX RELATIVE

AU RHUMATISME ARTICULAIRE AIGU

Proposée par la Société des Sciences médicales du département de la
Moselle pour l'année 1858-1859.

———————— ✦ ————————

MESSIEURS,

Au nombre des questions de prix que la Société des sciences
médicales a proposées pour le concours de l'année 1858-1859
se trouve la suivante qui est ainsi conçue : Comparer les différents modes de traitement du rhumatisme articulaire aigu, et
déterminer, par des faits cliniques, celui qui doit être généralement préféré.

Pour résoudre cette question, trois mémoires vous ont été
adressés, et ils ont été soumis à l'examen d'une commission
composée de MM. Puel père, président; Varin, Dieu, Saunois
et Puel fils, rapporteur.

Le mémoire inscrit sous le numéro 1 a pour épigraphe :
*Dans la moitié des cas environ de rhumatisme articulaire
aigu, cette maladie coïncide avec une inflammation du
double tissu séro-fibreux du cœur* (BOUILLAUD, *Recherches
sur le rhumatisme*).

En commençant la lecture de ce mémoire, on remarque tout d'abord que le style en est mauvais, que les locutions employées sont défectueuses; en un mot, qu'il n'est pas écrit en français correct. Si, négligeant sa forme peu attrayante, on se préoccupe davantage du fond et des idées médicales que l'auteur défend, on rencontre un médecin fanatique jusqu'à la témérité des idées de M. Bouillaud, tirant à ses malades jusqu'à trois kilogrammes de sang dans les vingt-quatre heures, et ne suivant nullement la formule que M. Bouillaud a indiquée d'une manière si précise dans ses ouvrages, au sujet de la méthode des saignées coup sur coup. La discussion des autres méthodes de traitement est écourtée et incomplète; il en est qui ne sont même pas mentionnées.

En résumé, le traitement qu'il considère comme préférable à tous les autres consiste principalement en saignées générales et locales poussées parfois jusqu'à la syncope, et renouvelées tant que le pouls n'a pas perdu sa plénitude et sa vitesse. Il emploie plus tard les révulsifs pour empêcher l'état chronique de s'établir; enfin, pour modérer les douleurs articulaires, il préconise les opiacés à l'extérieur.

Quant aux observations, qui sont au nombre de trente, elles sont presque toutes recueillies sans ordre, sans soin et renferment parfois des détails complètement inutiles.

Ce mémoire a, du reste, une étendue suffisante.

Le travail portant le numéro 2 a pour épigraphe : *Scienta est immortalis*.

Sous le rapport de la forme, ce mémoire est supérieur au précédent; cependant il laisse encore beaucoup à désirer à cet égard; ainsi, le style en est commun, parfois trivial, presque toujours diffus; la clarté et la précision s'y rencontrent rarement.

Si nous arrivons à la partie qui traite des diverses méthodes de traitement, nous trouvons une critique assez sage de la méthode de M. Bouillaud qu'il repousse formellement dans tous les cas, peut-être même d'une manière trop absolue.

L'examen de la méthode de traitement par le nitrate de potasse à haute dose est rationel et suffisamment développé ; il le repousse aussi comme traitement exclusif.

Arrivé à la médication par le sulfate de quinine à haute dose, l'auteur du mémoire entre à ce sujet dans de grands détails ; il préconise hautement ce mode de traitement et le trouve préférable à tous les autres ; il pense qu'en agissant avec prudence et en administrant des doses modérées du médicament, on peut l'employer dans tous les cas et chez tous les sujets.

En résumé, voici le traitement qu'il croit le meilleur : au début, si le malade est sanguin, une saignée du bras de 300 à 400 grammes sera pratiquée ; on commencera ensuite le sulfate de quinine, en débutant par 1 gramme 50, sans dépasser la dose de 2 grammes dans les vingt-quatre heures ; le sulfate de quinine sera continué tant qu'il y aura de la fièvre et de la douleur.

Comme moyens adjuvants, on emploiera les opiacés à l'extérieur, les vésicatoires volants sur les articulations, et les bains de vapeur à la fin du traitement.

Ce mémoire est très-étendu ; il renferme, dans sa dernière partie, vingt observations, qui sont recueillies avec soin, sont suffisamment détaillées et mentionnent avec exactitude les médications employées.

Le mémoire portant le numéro 3 indique pour épigraphe : *Naturam morborum ostendunt curationes.*

En rendant compte des deux premiers mémoires, nous avons dit qu'ils étaient faibles tous deux au point de vue de la forme ; il n'en est pas de même de celui-ci ; en effet, ce mémoire est fort bien écrit, le style en est châtié, élégant ; certains passages sont même écrits avec esprit.

Nous n'avons également que des éloges à donner à l'auteur pour la manière dont le sujet a été envisagé ; il est évident que c'est un médecin qui, non-seulement a l'habitude de voir des malades mais qui possède, en outre, des connaissances assez étendues en littérature médicale.

En effet, avant d'indiquer le traitement qui lui semble le plus rationnel pour la guérison du rhumatisme articulaire, il fait une critique sage et judicieuse des différents modes de traitement préconisés jusqu'à ce jour. Il apprécie avec beaucoup de justesse la valeur du traitement de M. Bouillaud et ses dangers.

A propos de la médication par le sulfate de quinine, il précise les indications et signale les contre-indications que ce traitement présente souvent.

Le traitement par le nitrate de potasse à haute dose employé seul et exclusivement lui semble insuffisant dans certains cas et dangereux dans d'autres. Quant au traitement par les opiacés à l'exterieur et les vésicatoires volants, ces moyens ne lui semblent pas constituer une méthode de traitement.

Dans sa pensée, le seul et véritable traitement du rhumatisme articulaire consiste dans l'emploie sage et intelligent de tous les moyens indiqués par les auteurs, suivant les circonstances et les individus. En un mot, il croit que la meilleure médecine à faire dans cette maladie bizarre et protéiforme, c'est la médecine électique, c'est-à-dire celle qui chosit dans les dfférentes méthodes ce qu'elle trouve de bon et d'utile, sans s'astreindre à aucune idée systématique et préconçue.

Nous pensons que l'auteur est, dans cette circonstance, complètement dans le vrai, et nous partageons entièrement ses convictions.

Les obseravations, au nombre de huit, qui terminent ce travail sont recueillies avec soin et bien rédigées; nous regrettons seulement qu'elle soit en aussi petit nombre.

En somme, nous ne ferons qu'un seul reproche à ce travail, c'est qu'il n'a pas une étendue suffisante pour un travail accadémique.

D'après cette appréciation critique des trois mémoires, votre commission, Messieurs, a l'honneur de vous proposer :

1° De n'accorder aucune distinction aux auteurs des mémoires n°ˢ 1 et 2, portant pour épigraphe, l'un : *Dans la motié des cas environs de rhumatisme articulaire aigu, cette maladie coïncide avec une inflammation du double tissu séro-fibreux du* cœur, et l'autre : *Scientia est immortalis*, et de brûler en séance les bulletins cachetés qui renferment leurs noms ;

2° De décerner à l'auteur du mémoire n° **3**, portant pour épigraphe : *Naturam morborum curationes ostendunt*, une médaille en argent.

3° De lui conférer le titre de membre correspondant de votre Société s'il ne l'a déjà ;

4° D'ordonner l'impression de son mémoire dans le compte-rendu annuel de vos travaux.

Les Membres de la Commission,

Ed. PUEL ; VARIN ; DIEU ; SAUNOIS ; PUEL fils, rapporteur.

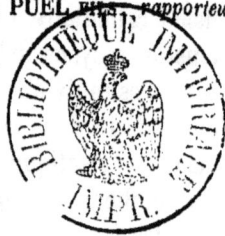

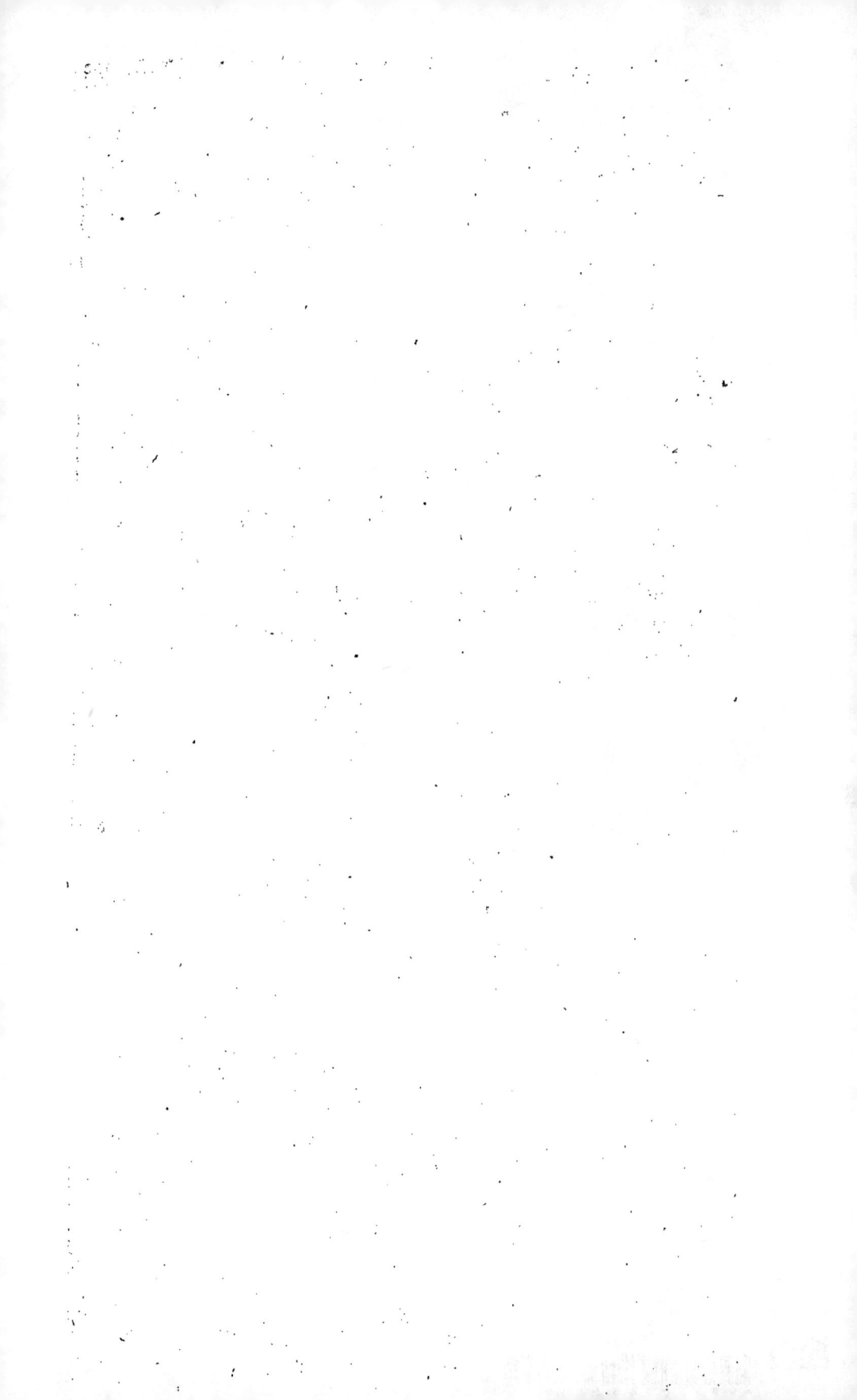

www.ingramcontent.com/pod-product-compliance
Lightning Source LLC
Chambersburg PA
CBHW070758220326
41520CB00053B/4554